DE L'INSUFFISANCE

DES MOYENS EMPLOYÉS JUSQU'AUJOURD'HUI

CONTRE

LE CHOLÉRA ASIATIQUE

AVEC L'EXPOSITION D'UNE

MÉTHODE NOUVELLE

pour traiter cette Maladie,

PAR L.-F. BOURGOGNE,

Docteur en médecine de la faculté de Paris, ex-vice-président du comité
de salubrité du canton de Condé, membre de plusieurs
Sociétés savantes, etc., etc.

> « D'une énergie des plus puissantes,
> notre médication facile à exécuter peut être
> mise en pratique en l'absence du médecin ;
> et tout notre ambition est qu'on l'essaie
> comparativement avec tous les moyens
> connus jusqu'à ce jour. »

ANZIN,

IMPRIMERIE DE BOUCHER-MOREAU. — AOUT 1854.

DE L'INSUFFISANCE

DES MOYENS EMPLOYÉS JUSQU'AUJOURD'HUI

CONTRE

LE CHOLÉRA ASIATIQUE

AVEC L'EXPOSITION D'UNE

MÉTHODE NOUVELLE

pour traiter cette Maladie,

Par L.-F. BOURGOGNE,

Docteur en médecine de la faculté de Paris, ex-vice-président du comité
de salubrité du canton de Condé, membre de plusieurs
Sociétés savantes, etc., etc.

> « D'une énergie des plus puisssantes,
> notre médication facile à exécuter peut être
> mise en pratique en l'absence du médecin ;
> et notre ambition est qu'on l'essaie com-
> parativement avec tous les moyens connus
> jusqu'à ce jour. »

ANZIN, IMPRIMERIE DE BOUCHER-MOREAU. — AOUT 1854.

Au moment où le choléra reparaît avec son intensité
première, et alors qu'il exerce ses ravages sur diverses
parties de la France ; quand la presse médicale (voyez
Archives de Médecine, août 1854) écrit les lignes sui-
vantes : « *On doit avouer, tout en le regrettant, qu'il*
« *n'y pas de médication assez efficace pour rallier à elle*
« *la majorité des médecins.* » C'est un devoir pour
chacun de livrer à la publicité le fruit de ses veilles, le
résultat de son expérience, en ce qui concerne le traitement de cette épouvantable maladie.

Nous allons donc ici, en quelques lignes, exposer le
traitement que nous mettons en usage depuis l'apparition
de la nouvelle épidémie, en disant aux médecins : *Es-*
sayez et jugez ; essayez, car nous avons, à l'aide des
moyens que nous employons, obtenu des succès ines-
pérés.

Disons d'abord deux mots de notre pensée en ce qui
touche la cause du choléra : Pour nous, cette maladie
serait le résultat d'un empoisonnement amené par l'in-
troduction dans notre économie d'effluves marécageux,
créés et long-temps confinés sur le continent indien,

puis transportés de ce sol, et disséminés dans l'atmosphère, dans laquelle, à l'instar de beaucoup d'autres miasmes et corps virulents, il peut rester plus ou moins long-temps sans action, action qui, à des intervalles plus ou moins longs, vient se manifester en développant des symptômes, dont l'ensemble constitue ce qu'on est convenu d'appeler : *Choléra asiatique ou indien.*

En faveur de cette manière de voir touchant l'étiologie du choléra asiatique, les autorités les plus nombreuses et les plus respectables (1) ne nous manqueraient pas, si c'était ici le lieu de les invoquer ; mais si une discussion sur cette matière serait en cette circonstance déplacée, il était cependant indispensable de dire quelle était notre manière de penser touchant la cause du choléra, puis que de l'idée que nous nous en formons, découle le traitement que nous mettons en usage et que nous proposons ici.

De quelle manière procède l'air empoisonné qui pénètre dans le corps ? La voici, selon nous : Introduit par les voies respiratoires dans la circulation, il est porté par des milliers de conduits dans toute l'économie.

Par son action sur le cordon rachidien, il amène des

---

(1) Voyez ce qu'ont dit sur cette matière M. *Deville,* chirurgien français, MM. *Annesley, Jamieson, Scarle, Chapman, Lind, etc.* Dans tous leurs ouvrages, ils invoquent comme cause du choléra aux Indes, les endroits bas et humides, les vapeurs marécageuses condensées dans la nuit sous l'influence du refroidissement de l'air ; le débordement des grands fleuves laissant par la suite des vastes étendues de terrains fongeux à découvert : joignez à cela la puissance de la chaleur et de l'électricité aux Indes, et vous aurez les moyens créateurs du choléra.

crampes si douloureuses suivies bientôt d'une profonde insensibilité. En contact avec les nerfs si nombreux et si importants du système ganglionnaire, (nerfs de la vie organique de Bichat), il produit alors des anomalies de secrétion qui nous terrifient : vomissements plus ou moins copieux, selles incoercibles, et tout cela aux dépens des fluides les plus nécessaires à la vie, ne laissant enfin dans les vaisseaux qu'un sang noir, poisseux.

D'autres fois, il ne tue pas en amenant cette effrayante décomposition du sang ; mais, agissant à l'instar du venin des reptiles les plus dangereux, il annihile brusquement la vie, en constituant ces cas heureusement rares qu'on appelle le *choléra foudroyant*.

En présence d'une substance aussi délétère et qui entraîne d'aussi formidables résultats dans le corps humain, quelle lutte voulez-vous engager en vous présentant armé d'émétique, d'ipécucuanha, d'opium ou de quelques cueillerées de vin rouge, et tremblant encore d'obtenir une trop forte réaction ?

Pour entrer en lice avec un ennemi aussi redoutable, une médication puissante par un moyen spécial et vigoureusement secondée par d'autres, n'est pas de trop.

Introduire dans l'économie un agent qui vienne combattre le miasme qui empoisonne le sang, agir vigoureusement sur le système nerveux qui tend à paralyser sans cesse les organes qu'il tient sous sa dépendance : tel est le but que nous croyons avoir atteint.

TRAITEMENT.

TRAITEMENT INTERNE.

Le médecin qui se trouve en présence d'une personne atteinte du choléra, procédera de la manière suivante : (nous prenons pour exemple un sujet de 20 à 50 ans ; des modifications nécessaires seront apportées, selon qu'on aura affaire à un malade plus jeune, d'une constitution plus délicate ; et ce que nous disons ici des moyens internes doit également s'appliquer au traitement externe.)

1° Prenez :

Tannate de quinine 2 grammes.

Divisez en paquets de 20 centigrammes.

On fera prendre un de ces paquets toutes les quinze ou vingt minutes au malade dans deux cuillères à bouche de café noir ou un peu blanchi avec du lait, ou sucré légèrement. Si le malade le désire, il avale ce mélange froid ou chaud à son gré.

2°. D'un autre côté, administrez la *potion suivante :*

Alcool parégorique de Londres . . . . . . 20 gouttes.

Teinture de cannelle . . . . ⎱ àà 15 grammes.
Teinture de quinquina . . . . ⎰

Sirop d'écorces d'oranges. . . . . 30 grammes.

Eau de Menthe........................   15 grammes.

Eau de tilleul.......................   80 grammes.

Donnez une demi-cuillère à bouche tous les quarts d'heure.

3°. Pour complément de ces deux moyens, vous ferez prendre chaque quart d'heure, en alternant avec la cuillerée de la potion, une forte cuillerée à café de Malaga, ou à son défaut, d'un excellent vin de Bourgogne

4°. Pour boisson, l'eau froide par cuillerée, et le malade pourra sucer un morceau d'orange.

5°. *Lavemens.* — Quelles que soient la quantité et la qualité des selles, le malade prendra toutes les heures un lavement ainsi composé :

Dans un demi-lavement ordinaire, vous ajoutez un verre à liqueur du mélange suivant : (1)

Prenez : Teinture d'arnica.........   30 grammes.

Teinture de quinquina.... { àà 60 grammes.
Teinture de cannelle......

Vin de Bordeaux ordinaire.   500 grammes.

TRAITEMENT EXTERNE.

Différents morceaux de toile de coton seront taillés de la manière suivante : le premier devra avoir douze à quinze centimètres de largeur, sa longueur sera celle de la colonne vertébrale où il doit être placé.

---

(1) Si sous l'influence des spasmes auxquels l'estomac est livré pendant le cours du choléra, le tannate de quinine est rejeté, nous faisons ajouter 20 centigrammes de sulfate de quinine à chaque lavement; mais, on doit cesser l'usage de ce moyen dès que le tannate est retenu par l'estomac.

Le second aura quinze centimètres de hauteur, et devra occuper en largeur toute la partie comprise depuis la région hypochondriaque gauche jusqu'à la région droite du même nom, en passant nécessairement sur le creux de l'estomac.

Une troisième pièce sera taillée de manière à occuper le reste du ventre en partant de l'ombilic. Enfin un quatrième morceau aura la dimension voulue pour être appliqué sur la région qui répond au cœur.

Toutes ces pièces seront enduites d'une légère couche de pommade dont voici la formule :

Prenez : Ammoniaque liquide.....   6 grammes.

      Musc...................   50 centigrammes.

      Axonge................   40 grammes.

Mêlez exactement, ceci fait, on le placera sur les parties ci-dessus indiquées ; une application semblable aura lieu aux cuisses et aux jambes.

Au bout de dix à quinze minutes, tous les endroits en contact avec la pommade offriront une rougeur plus ou moins prononcée, accompagnée d'un sentiment de chaleur mordicante ; on enlève alors tous les linges, on essuie légèrement les parties où l'action de la pommade vient d'avoir lieu, puis on les recouvre de suite avec des flanelles que vous avez préalablement imprégnées des vapeurs obtenues de la combustion du mélange suivant :

Baies de genièvre pulvérisées.......   100 grammes.

Oliban.

Succin.   } àà 15 grammes.

Styrax calamite.

Jetez une forte cuillerée de ce mélange sur un feu, exposez vos flanelles pendant quelques minutes avant de la poser comme nous l'avons dit. Entourez ensuite le malade de cruchons remplis d'eau chaude ou de sachets de sable suffisamment chauds. Pour les enfants très jeunes et à la peau délicate, on peut remplacer les flanelles par des pièces de ouate parfumée de la même manière.

Sous l'influence de la médication que nous venons de décrire, la réaction ne manquera jamais de se faire, et, si au bout de quelques heures, il lui arrive, quoique bien rarement, de rester languissante, on l'obtient presque toujours franche en insistant sur les moyens que nous conseillons.

Observations. — A mesure que le mieux se manifeste, et lorsque déjà il donne aux médecins de fortes garanties, on éloigne peu à peu la prise des moyens internes ordonnés ; le malade doit être débarrassé des corps réchauffants en commençant par les régions supérieures, en maintenant avec soin ceux qui sont aux extrémités inférieures. Une boisson plus abondante et au goût du malade est permise et on arrive ainsi assez promptement à la convalescence.

Mais, va-t-on nous objecter, avec votre médication si énergique, vous allez nous donner une épouvantable réaction ; nullement, répondrons-nous ; dans six cas heureux que nous venons d'avoir, nous n'avons rien vu de semblable, pas même le plus petit état typhoïde ; et nos convalescents, avec une langue magnifique, ne nous ont fait peur, que parce qu'ils témoignaient trop d'appétit.

Au surplus, faisons ici nos réserves et disons que si le génie de l'épidémie se modifiait de manière à obtenir des réactions trop fortes, c'est à la sagacité des médecins d'y pourvoir, en diminuant l'énergie de notre traitement, tout en lui conservant ses caractères.

Nous n'insisterons pas sur le traitement à mettre en usage pendant la période dite de réaction : nous croirions faire injure à nos confrères, en leur disant ce qu'ils savent comme nous ; qu'il doit être en harmonie avec l'énergie de cette dernière. Mais, nous le répétons, nous avons eu peu à nous en occuper jusqu'ici, bienfait que nous croyons devoir rapporter au *tannate de quinine*.

Nous recommandons aussi avec insistance l'usage de ce précieux moyen pour combattre une foule d'accidents qui inquiètent beaucoup les personnes où existe le choléra, et qui sont dûs à l'influence de l'atmosphère viciée.

Anzin , imprimerie de Boucher-Moreau.

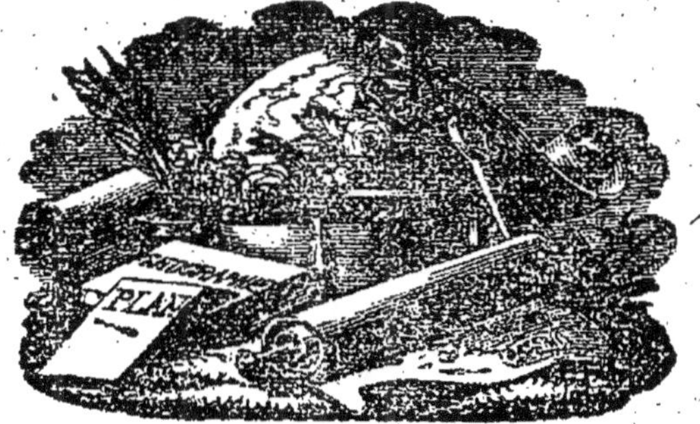

Anzin, imprimerie de Boucher-Moreau.